Jigna Bhattacharya
Rakesh Vyas

Braquiterapia endobrônquica: Uma Modalidade Eficaz

Jigna Bhattacharya
Rakesh Vyas

Braquiterapia endobrônquica: Uma Modalidade Eficaz

ScienciaScripts

Imprint

Any brand names and product names mentioned in this book are subject to trademark, brand or patent protection and are trademarks or registered trademarks of their respective holders. The use of brand names, product names, common names, trade names, product descriptions etc. even without a particular marking in this work is in no way to be construed to mean that such names may be regarded as unrestricted in respect of trademark and brand protection legislation and could thus be used by anyone.

Cover image: www.ingimage.com

This book is a translation from the original published under ISBN 978-620-2-02213-2.

Publisher:
Sciencia Scripts
is a trademark of
Dodo Books Indian Ocean Ltd. and OmniScriptum S.R.L publishing group

120 High Road, East Finchley, London, N2 9ED, United Kingdom
Str. Armeneasca 28/1, office 1, Chisinau MD-2012, Republic of Moldova, Europe
Printed at: see last page
ISBN: 978-620-7-93437-9

Braquiterapia endobrônquica de alta taxa de dose: A nossa experiência institucional como uma modalidade de tratamento paliativo eficaz no carcinoma brônquico

Dr. Jigna Bhattacharya, M.D., Professor Assistente, Radioterapia,

Dr. R K Vyas, Professor de Radioterapia,

Departamento de Radioterapia, Instituto de Investigação e Cancro de Gujarat, Ahmedabad, Gujarat, Índia

ÍNDICE DE CONTEÚDOS

Resumo

Antecedentes:

O tratamento do carcinoma inoperável do pulmão constitui um desafio, tanto pela magnitude como pelos sintomas locais, com o consequente agravamento do estado de desempenho dos doentes. A braquiterapia endobrônquica é uma modalidade estabelecida para a paliação dos sintomas, nomeadamente dispneia, hemoptise e tosse, resultantes da infiltração da doença nas vias respiratórias. O objetivo deste estudo foi avaliar o papel da braquiterapia endobrônquica HDR com radioterapia externa na melhoria sintomática e na adesão destes doentes na nossa instituição.

Método:

Foram avaliados 50 doentes com Ca Pulmonar inoperável com componente brônquico significativo, incluindo não pequenas células e pequenas células. Os doentes foram avaliados com fibrobroncoscopia relativamente ao grau de obstrução brônquica. Foram divididos aleatoriamente em dois braços de tratamento,

Braço A: Braquiterapia endobrônquica (EBBT) seguida de RT externa.
Braço B: Radioterapia de feixe externo seguida de braquiterapia endobrônquica.
A braquiterapia endobrônquica foi efectuada utilizando braquiterapia HDR de pós-carregamento remoto com fonte de Ir^{192} . A dose para RT externa foi de 30Gy/10#, no Acelerador Linear ou na unidade de teleterapia de Co-60. O intervalo de dose da braquiterapia endobrônquica foi de 6,5Gy - 10Gy em uma ou duas fracções, com uma semana de intervalo. A avaliação broncoscópica foi efectuada após uma semana de cada fração de braquiterapia endobrônquica, bem como após a conclusão do tratamento, de 1 em 1 mês, durante 3 meses. Em alguns doentes com boa resposta, foi efectuada uma broncoscopia de seguimento após 6 meses. A resposta à terapêutica foi também avaliada com os critérios de pontuação de Speiser.

Resultados:

No total, 50 doentes foram divididos aleatoriamente em dois braços, de acordo com os sintomas apresentados e a viabilidade broncoscópica para a inserção do cateter. Havia 20 doentes no braço A e 30 doentes no braço B. Num curto período de seguimento, foi obtida uma resposta completa à hemoptise em 98% dos doentes (n=14) e 80% dos doentes apresentaram uma resposta completa à dispneia (n=46). Sintomas como a dor torácica e a tosse registaram menos melhorias após a braquiterapia endobrônquica. A reexpansão de atelectasias foi observada em 100% dos doentes (n=29). Os valores em ambos os braços foram comparados utilizando o teste do qui-quadrado de Pearson. As diferenças sintomáticas antes e depois do tratamento foram comparáveis em ambos os braços e estatisticamente significativas para a dispneia, a dor torácica, a tosse e a hemoptise, mas não foram significativas nos doentes com alteração da voz.

Conclusão:

A braquiterapia endobrônquica, como documentado, é uma modalidade paliativa importante para aliviar os sintomas obstrutivos, como dispneia e hemoptise, em doentes com massa maligna intrabrônquica.

HISTÓRIA:

A palavra "Braquiterapia" deriva da palavra grega "brachios", que significa "curto". Refere-se à utilização terapêutica de um radionuclídeo encapsulado no interior ou próximo de um tumor. O nascimento da braquiterapia ocorreu em 1896, quando Henri Becquerel descobriu a radioatividade natural.

Dois anos mais tarde, em 1898, Marie e Pierre Curie extraíram o polónio de uma tonelada de minério de urânio e, mais tarde, no mesmo ano, extraíram o rádio.

Em 1901, Pierre Curie sugeriu a Danlos, no Hospital St. Louis, em Paris, que fosse introduzido um pequeno tubo de rádio num tumor para provocar a sua contração, anunciando assim o nascimento da braquiterapia

Os principais trabalhos de braquiterapia foram efectuados no início do século XX.

A primeira braquiterapia intraluminal foi aplicada utilizando sementes de rádon, implantadas no trato respiratório inferior para o carcinoma brônquico, em Nova Iorque, em 1921.

Yankauer[1] relatou a implantação de rádio num tumor endobrônquico utilizando um broncoscópio e a utilização de rádio em cápsulas presas a um fio que saía pela boca.

A introdução da HDR remota após a máquina de carregamento por Henschke et al[2] utilizando uma fonte de passo de Iridium-192 em 1962 melhorou o tratamento e a qualidade de vida.

Quase 20 anos mais tarde, a utilização do broncoscópio flexível e do cateter de polietileno, que contém o material radioativo, foi descrita[3,4].

Por último, embora a braquiterapia fosse utilizada apenas para o tratamento do cancro, verificou-se agora que também é útil em doenças não malignas. É evidente que a braquiterapia é uma forma óptima de administrar radioterapia conformacional adaptada à forma do tumor, poupando os tecidos normais circundantes.

OBJECTIVOS:

Avaliar a resposta subjectiva e objetiva como modalidade paliativa

para o alívio da hemoptise, dispneia e tosse em doentes com brônquios ca à braquiterapia endobrônquica

Estudar a morbilidade a curto e longo prazo da braquiterapia endobrônquica em instalações paliativas.

INTRODUÇÃO:

O cancro do pulmão continua a ser a principal causa de morte relacionada com o cancro em todo o mundo. Nos países em desenvolvimento, como a Índia, apesar das tentativas de procedimentos de rastreio normalizados, a maioria dos doentes apresenta-se numa fase avançada. Este facto pode ser atribuído à sintomatologia vaga ou à falta de sensibilização. Dos cancros do pulmão recentemente diagnosticados, apenas 15%-20% são ressecáveis, sendo os candidatos ideais para cirurgia. O carcinoma pulmonar irressecável tem uma sobrevida reduzida, mesmo com as melhores intervenções. As metástases para o pulmão são comuns e os depósitos tumorais metastáticos endobrônquicos que imitam um carcinoma broncogénico primário estão bem documentados. A progressão local de tumores malignos do pulmão que afectam a via aérea, quer endobrônquica quer por compressão extrínseca, ocorre em quase 80% dos doentes. Para além do seu potencial metastático, os sintomas devidos ao crescimento brônquico, como hemoptise, dispneia, tosse e dor torácica, resultam numa rápida deterioração do estado geral, tornando o doente cada vez mais discordante de uma intervenção agressiva.

Atualmente, a ciência médica dispõe de muitas modalidades de tratamento para o cancro do pulmão. As opções de tratamento incluem a cirurgia, a quimioterapia, a radioterapia, os tratamentos endobrônquicos como o laser, a terapia fotodinâmica, os stents e a braquiterapia. A combinação da terapia fotodinâmica e da braquiterapia HDR, ambas com um alvo limitado ao tumor, oferece resultados preliminares muito promissores, com 96% de remissão completa[5].

Atualmente, a radioterapia e a quimioterapia continuam a ser a base do tratamento dos carcinomas pulmonares inoperáveis. O controlo local do tumor e a melhoria sintomática com a radioterapia de feixe externo dependem da dose. No entanto, a tolerância do tecido pulmonar normal e o movimento do órgão limitam a utilização da radioterapia de feixe externo. A terapêutica endobrônquica sob a forma de braquiterapia, laserterapia, terapia fotodinâmica, ablação por radiofrequência e stents protésicos trouxe melhorias significativas no tratamento da obstrução maligna das vias aéreas. Entre estes métodos, a braquiterapia endobrônquica isolada, bem como em conjugação com a radioterapia de feixe externo, tem sido utilizada eficazmente para paliar os sintomas devidos à extensão da doença endobrônquica. No entanto, as dificuldades técnicas impedem que esta modalidade seja amplamente utilizada na prática clínica de rotina.

Neste artigo, resumimos a nossa experiência com esta modalidade menos utilizada no tratamento do pulmão inoperável com crescimento endobrônquico.

EPIDEMIOLOGIA:

O cancro do pulmão ocupa o segundo lugar na incidência de cancro, tanto nos homens como nas mulheres. A maioria dos casos em ambos os sexos ocorreu em doentes entre os 35 e os 75 anos de idade, com um pico de incidência entre os 55 e os 65 anos. A incidência global do cancro do pulmão está a aumentar a um ritmo de 0,5% por ano. É responsável por cerca de 1/3 de todas as mortes por cancro.

ETIOLOGIA:

1. Tabagismo:

A relação casual entre o consumo de tabaco e o cancro do pulmão foi estabelecida por estudos epidemiológicos nas décadas de 1950 e 1960. O risco de cancro está correlacionado com a idade de início do consumo de tabaco, o número de cigarros fumados por dia, a duração do consumo, o grau de inalação, o teor de alcatrão e nicotina e a utilização de cigarros não filtrados. O tabagismo passivo aumenta o risco de cancro do pulmão.

"Pack-Year" = (N.º de maços fumados por dia) x (N.º de anos fumados)

O fumo do tabaco contém 3000 substâncias químicas diferentes, das quais 40 são supostamente agentes cancerígenos. Os agentes cancerígenos incluem hidrocarbonetos aromáticos polinucleares, n-nitrosaminas, aminas aromáticas, outros compostos orgânicos (por exemplo, benzeno) e inorgânicos (por exemplo, arsénio) e polónio 210.

2. Profissão:

O aumento do risco de cancro do pulmão acompanha a exposição a agentes cancerígenos como o amianto, o rádon, os hidrocarbonetos aromáticos policíclicos, o crómio, o níquel e os compostos inorgânicos de arsénio. Os motoristas, os trabalhadores da construção civil, os pintores, os mecânicos e os vigilantes apresentam um risco acrescido de cancro. Estima-se que as exposições profissionais sejam responsáveis por 5-20% do cancro do pulmão que ocorre entre homens e mulheres em diversas culturas e nações.

3. Factores genéticos no cancro do pulmão:

Os eventos moleculares e genéticos subjacentes à patogénese do cancro do pulmão são uma área de investigação ativa. Vários estudos demonstraram um risco acrescido de mortalidade por cancro do pulmão em irmãos de doentes com cancro do pulmão. A herança mendeliana codominante de um gene autossómico natural raro é responsável pelo cancro do pulmão em idade precoce.

4. Tuberculose e cancro do pulmão:

Os doentes com antecedentes de doenças pulmonares crónicas como a tuberculose, a silicose, a bronquite crónica e o enfisema têm um risco acrescido de cancro do pulmão. A ocorrência de adenocarcinoma em tecido cicatricial está bem documentada.

CLASSIFICAÇÃO DO HISTOPATHO

ORGANIZAÇÃO MUNDIAL DE SAÚDE HISTOLÓGICA
CLASSIFICAÇÃO DO CARCINOMA DO PULMÃO

I.   Carcinoma epidermoide
II.   Carcinoma anaplásico de pequenas células
    1. Tipo de célula fusiforme
    2. Tipo de célula poligonal
    3. Tipo linfocítico
III.   Adenocarcinoma
    1. Broncogénico
        a. Acinar, com ou sem formação de mucina
        b. Papilar
    2. Broncoalveolar
IV.   Carcinoma de células grandes
    1. Tumor sólido com conteúdo semelhante à mucina
    2. Tumor sólido sem conteúdo semelhante a mucina
    3. Carcinoma de células gigantes
    4. Carcinoma de células claras
V.   Epidermoide e adenocarcinoma combinados
VI.   Tumores carcinóides
VII.   Tumores das glândulas brônquicas
    1. Cilindromas
    2. Tumores mucoepidermoides
    3. Outros
VIII.   Tumores papilares do epitélio de superfície
    1. Epidermoide
    2. Epidermoide com células caliciformes
    3. Outros
IX.   Tumores "mistos" e carcinomas
    1. Tumores mistos
    2. Carcinossarcoma de tipo embrionário
    3. Outros carcinossarcomas
X.   Sarcomas
XI.   Não classificado
XII.   Mesoteliomas
    1. Localizada

2. Difusa

A. NSCLC

1. Carcinoma de células escamosas (30% do cancro do pulmão)
   Surge mais frequentemente nos brônquios proximais
   Pode ser detectado por exame citológico na sua fase mais precoce. O seu crescimento é lento e são necessários cerca de 3-4 anos desde o desenvolvimento do carcinoma in situ até ao aparecimento de um tumor clinicamente aparente.
2. Adenocarcinoma (60% dos cancros do pulmão)
   O adenocarcinoma é o tipo de célula mais comum que ocorre em não fumadores, especialmente em mulheres jovens.
3. Carcinoma de células grandes
   É o menos comum. Existem dois subtipos: células gigantes e células claras, dos quais o tipo de células gigantes é pouco diferenciado, é um tumor muito agressivo e tem um mau prognóstico.

B. SCLC

As células pequenas constituem 15%-35% de todos os carcinomas brônquicos. Trata-se de uma lesão predominantemente central. Estes tumores são altamente malignos e disseminam-se precocemente através do sistema linfático e vascular.

DISSEMINAÇÃO DO CARCINOMA DOS BRÔNQUIOS:

O padrão de propagação pode ser dividido em três vias:

1. Disseminação local - intratorácica
2. Regional - linfático
3. Distante - hematogénica

1. Local: A extensão direta ocorre no parênquima pulmonar adjacente, através da fissura, ao longo do brônquio de origem e em estruturas adjacentes no tórax
2. Regional: as metástases nos gânglios linfáticos hilares do cancro do pulmão ocorrem em cerca de 60% das lesões do pulmão superior direito e do lobo médio. A incidência de lesões malignas do lobo inferior é de cerca de 75%. O envolvimento nodal mediastínico no cancro do pulmão ocorre em 40%-50%[6] casos. A incidência de envolvimento nodal supraclavicular varia entre 2% e 37%[6]
3. Distante: é frequentemente descrita disseminação hematogénica com envolvimento de múltiplos órgãos. Os locais mais comuns de metástases são o cérebro, os ossos, o pulmão oposto, o fígado e as glândulas supra-renais. As metástases para a tiroide, o miocárdio, o baço e o ovário são muito raras.

Manifestações clínicas:

Os sinais e sintomas podem resultar do crescimento local do tumor, da invasão de estruturas adjacentes, do crescimento regional ou de metástases à distância ou de um efeito secundário do tumor (síndromes paraneoplásicas).

Sinais e sintomas comuns:

- Anorexia
- Tosse: presente em 75% dos doentes e grave em 40
- Dor torácica: resultante do envolvimento da pleura, da parede torácica ou das estruturas do mediastino

- Dispneia: resulta da compressão dos brônquios por extensão direta do tumor maligno ou por linfonodos mediastinais ou hilares aumentados
- Hymoptise: presente em 57% dos pacientes
- Aumento do nódulo supraclavicular
- Obstrução da VCS
- Dores nos ossos
- Manifestações neurológicas
- Rouquidão (envolvimento do nervo laríngeo recorrente esquerdo)
- Pneumonia pós-obstrutiva
- 5-15% assintomáticos na altura do diagnóstico

O envolvimento de estruturas intratorácicas pode resultar em sintomas específicos. Os tumores localizados no ápice dos pulmões geralmente crescem por extensões locais e envolvem os nervos cervicais e torácicos, resultando na síndrome do tumor de Pancoast ou do sulco superior, caracterizada por dor no ombro que irradia para o braço ao longo da distribuição do nervo ulnar.

O envolvimento do nervo simpático resulta na síndrome de Horner - enoftalmia, ptose, meiose e perda ipsilateral de sudação.

O envolvimento do nervo frénico pode resultar em paralisia do hemidiafragma.

A disfagia pode resultar da compressão do esófago.

A síndrome da veia cava superior pode ocorrer devido a um tumor primário localizado no pulmão direito ou a uma linfadenopatia mediastínica direita.

O tamponamento pericárdico e a insuficiência cardíaca congestiva podem resultar do envolvimento do pericárdio e do coração pelo tumor.

Cerca de 10-20% dos doentes desenvolvem síndroma paraneoplásico que inclui baqueteamento, tromboflebite superficial, hipercalcemia, Síndrome da Hormona Antidiurética Inapropriada (SIADH), estado de hipercoagulabilidade, síndrome da hormona adrenocorticotrópica ectópica (pouco frequente) e, raramente, síndrome de Eaton-Lambert (miasténico).

Os doentes podem apresentar sintomas de envolvimento secundário do cérebro, dos ossos, etc. - podem ocorrer dores ósseas graves, dores de cabeça, vertigens, etc.

Assintomáticos - Cerca de 5% dos doentes com carcinoma brônquico são assintomáticos e são detectados através de uma radiografia torácica de rotina. O tumor pode estar oculto na radiografia torácica mas ser positivo na citologia da expetoração.

ABORDAGEM DE DIAGNÓSTICO

- ❖ História e exame físico
- ❖ Estudos laboratoriais
    - Hemograma completo
    - Teste de função hepática
    - Citologia do esputo
    - Fosfatase alcalina sérica
- ❖ Radiografia
    - Radiografia do tórax - 70-88% de precisão
            61-71% de precisão para nódulos hilares
            47-60% de precisão para os nódulos mediastínicos
    - TC Tórax / abdómen / cérebro
    - Ressonância magnética do tórax
    - Ultrassonografia do abdómen e da pélvis
- ❖ Broncoscopia - 94% de exatidão
- ❖ Citologia de aspiração por agulha fina transtorácica (guiada por TC)
- ❖ Mediastinoscopia
- ❖ Toracoscopia
- ❖ Exame com 67 gálio
- ❖ Varrimento de Tc-99
- ❖ Biópsia de um gânglio linfático cervical
- ❖ Toracotomia de diagnóstico

ESTAGNAÇÃO

CLASSIFICAÇÃO TNM

Tumor primário(T)

Tx O tumor primário não pode ser avaliado, ou o tumor é comprovado pela presença de células malignas na expetoração ou nos lavados brônquicos, mas não é visualizado por imagiologia ou broncoscopia.

T0 Sem evidência de tumor primário

Tis Carcinoma in situ

T1 Tumor <= 3 cm na dimensão mais grosseira, rodeado por pulmão ou

    pleura visceral, sem evidência broncoscópica de invasão

    mais proximal que o brônquio inferior

T2 Tumor com uma das seguintes características de tamanho e extensão

    Medidas > 3 cm na maior dimensão

    Envolve o brônquio principal, >= 2 cm distal à carina

    Invade a pleura visceral

    Associada a atelectasia ou pneumonite obstrutiva que

    se estende à região hilar, mas não envolve todo o pulmão

T3 Tumor de qualquer tamanho que invada diretamente qualquer um dos seguintes:

    Parede torácica, diafragma, pleura mediastínica, pericárdio parietal ou tumor no brônquio principal < 2 cm distal à carina, mas sem envolvimento da carina; ou atelectasia associada ou pneumonite obstrutiva de todo o pulmão

T4: tumor de qualquer dimensão que invada um dos seguintes locais: mediastino, coração, grandes vasos, esófago, corpo vertebral, carina ou tumor com derrame pleural maligno.

GÂNGLIOS LINFÁTICOS (N):

Nx Os linfonodos regionais não podem ser avaliados

N0 Sem linfonodos regionais

N1 Metástases nos gânglios linfáticos peribrônquicos ou hilares ipsilaterais, incluindo extensão direta

N2 Metástases nos gânglios linfáticos mediastínicos ou subcarinais ipsilaterais

N3 Metástases nos gânglios linfáticos mediastínicos contralaterais, hilares contralaterais, escalenos ipsilaterais ou contralaterais ou supraclaviculares

METÁSTASES À DISTÂNCIA (M)

Mx Metástases à distância não podem ser avaliadas

M0 Sem metástases à distância

M1 Metástases à distância presentes

AGRUPAMENTO DE FASES:

Occult carcinoma	Tx	N0	M0
Stage 0	Tis	N0	M0
Stage 1	T1	N0	M0
	T2	N0	M0
Stage 2	T1	N1	M0
	T2	N1	M0
Stage 3A	T1	N2	M0
	T2	N2	M0
	T3	N0	M0
	T3	N1	M0
	T3	N2	M0

TRATAMENTO:

Modalidades de tratamento de acordo com o estádio da doença

1. Carcinoma de pequenas células
   a) Estádio limitado: Quimioterapia + Radioterapia
   b) Estádio extenso: quimioterapia
2. Carcinoma de células não pequenas
   a) Estadio I e II: cirurgia/ radioterapia curativa
   b) Fase III A
      i) T3N1- ressecção cirúrgica
      ii) N2- Quimioterapia/ RT alargada
          Quimioterapia/ RT alargada/ Cirurgia
          Quimioterapia/Cirurgia
   c) Fase III B-
          Sem derrame pleural - radioterapia com ou sem
      quimioterapia
   d) Fase III B-
          Com derrame pleural maligno - quimioterapia
   e) Fase IV - quimioterapia
3. Tratamento paliativo do cancro do pulmão
   a) Radioterapia de feixe externo
   b) Braquiterapia endobrônquica
   c) Quimioterapia paliativa
   d) Stents endobrônquicos
   e) Terapia laser endobrônquica
   f) Crioterapia endobrônquica
   g) Terapia fotodinâmica endobrônquica
   h) Pleurodese

INDICAÇÃO DE RADIOTERAPIA EXTERNA

1. Tumor extra-brônquico não ressecado

2. Estadio inicial 1 ou 2, clinicamente não apto para cirurgia
3. Tumor endobrônquico com linfadenopatia hilar

4. Radioterapia pós-operatória no cancro do pulmão de pequenas células

5. Radioterapia pré-operatória em grandes tumores ressecáveis

6. Como tratamento paliativo para o carcinoma do pulmão avançado

Esquema de dosagem:

- RT curativa: 60 -70 Gy em 30 -35 fracções, 200cGy por fração, 5 fracções por semana
- RT pré-operatória: 20 Gy em 5 fracções, 400cGy por fração
- RT pós-operatória: 50 Gy em 25 fracções, 200cGy por fração, 5 fracções por semana
- RT paliativa: 30 Gy em 10 fracções, 300cGy por fração
  20 Gy em 5 fracções, 400cGy por fração 800 cGy fração única

Portais de radioterapia externa:

O volume a irradiar e a configuração dos portais de radiação são determinados pela dimensão e localização do tumor primário, pelas áreas de drenagem linfática no hilo e no mediastino, pelo tipo histológico e pelo equipamento e energia do feixe disponíveis.

O portal de tratamento é concebido com uma margem de 2 cm à volta do tumor e uma margem de 1 cm à volta das áreas dos gânglios linfáticos regionais tratados de forma electiva. No planeamento baseado em TC, para CTV: margem de 1 cm à volta do GTV e PTV: margem de 1 cm à volta do CTV.

O tratamento é efectuado através de portais AP-PA ou da técnica de feixe dirigido.

A SABR/ SBRT é atualmente uma modalidade padrão para tratar as lesões curativas de pequenas dimensões no cancro do pulmão.

Métodos paliativos alternativos:

A braquiterapia endobrônquica é um dos vários métodos paliativos para ultrapassar a obstrução endobrônquica. Devem também ser consideradas outras técnicas endoscópicas que podem ser utilizadas isoladamente ou em combinação com a braquiterapia endobrônquica. Estes métodos incluem:

Terapia LASER: Neodímio: ítrio-alumínio-garnet (Nd:YAG)

Utilizando as teorias propostas sobre a energia radiante em 1917[7] , Schawtow e Townes[8] formularam a hipótese da luz laser, com o subsequente desenvolvimento de um laser de rubi relatado por Maimon em 1960[9]

Os dois lasers mais utilizados na terapia de intervenção são: CO_2 e Nd-YAG. O laser de CO_2 é um método de tratamento de lesões obstrutivas das vias respiratórias, que controla a hemorragia e elimina rapidamente as lesões obstrutivas das vias respiratórias. No entanto, o laser apenas trata o componente intraluminal da lesão. Assim, a terapia com laser e a terapia endobrônquica complementam-se para prolongar a paliação. Algumas séries relataram a utilização simultânea de laser e radiação. O laser pode abrir um brônquio completamente ocluído para permitir a passagem do cateter endobrônquico para além do local do tumor, de modo a que o tratamento possa ser administrado para além do tumor. Algumas séries referem a utilização simultânea de tratamento com laser e radioterapia, enquanto outras defendem um intervalo de recuperação entre[10,11] . A hemorragia e a hipoxemia são os dois principais efeitos adversos associados ao tratamento com laser[12] .

Electrocautério:

Utiliza uma corrente eléctrica para produzir calor e destruir tecidos. Outros nomes são eletrocirurgia, eletroterapia, electrofulguração, electrodessecação, eletrocoagulação, electrosecção e diatermia cirúrgica.

Num estudo com 56 doentes, Homasso[13] afirmou que a hemoptise foi controlada em 75% dos doentes, a dispneia em 67% e a tosse em 55%. Sutedja et al[14] relataram que 15 dos 17 pacientes tratados tiveram uma restauração imediata de uma via aérea patente.

Crioterapia:

Documentos de 3300 a.C. descrevem a utilização do frio como tratamento de inchaços e feridas de guerra[15] . James Arnott foi o primeiro médico a utilizar o frio para o tratamento de doenças malignas, publicando os resultados relativos ao carcinoma uterino em 1845.

A crioterapia mata as células tumorais, congelando-as repetidamente a -80° C com azoto líquido ou óxido nitroso. A crioprobe deve poder alcançar o tumor através do broncoscópio.

Stenting:

Quando uma grande via aérea é comprimida por uma lesão extraluminal, os stents das vias aéreas podem desempenhar um papel terapêutico importante. Os stents traqueobrônquicos são feitos de silicone, metal ou material híbrido. As endopróteses podem ser utilizadas isoladamente ou com outras técnicas para paliar a dispneia, a tosse ou a insuficiência respiratória devidas a uma obstrução central das vias aéreas.

Terapia fotodinâmica:

A terapia fotodinâmica utiliza um agente fotossensibilizador que é ativado quando exposto a uma luz de comprimento de onda adequado[16] e produz radicais de oxigénio tóxicos, resultando na morte celular.

Os agentes fotossensibilizadores mais utilizados no tratamento de tumores malignos são os agentes à base de porfirinas, por exemplo, derivados da hematoporfirina e éter de dihematoporfirina. O derivado da hematoporfirina é administrado por via intravenosa e, 1 a 2 dias depois, o tumor é exposto ao comprimento de onda de luz adequado durante vários minutos durante a broncoscopia. Os potenciais efeitos secundários incluem reacções cutâneas decorrentes da exposição à luz intensa, hemoptise e obstrução persistente das vias aéreas devido a tecidos necróticos. A terapia fotodinâmica é frequentemente utilizada para tratar tumores em fase inicial ou minimamente invasivos[17].

REVISÃO DA LITERATURA:

Em 1985, Seagren e colaboradores[18] relataram o uso da técnica de pós-carga de Co-60 no tratamento de 20 pacientes. A taxa de dose foi de 10Gy a 10 mm de raio em uma única fração. A melhora sintomática foi observada em 94% dos pacientes com 100% de melhora broncoscópica. Não houve melhoria da radiografia torácica e registou-se hemoptise fatal em 28% dos doentes.

Saito e colaboradores[19] trataram 49 doentes com carcinoma oculto. Nestes, 41 doentes receberam irradiação por feixe externo, 40 Gy em 20 fracções. A dose de braquiterapia endobrônquica foi de 25 Gy em 5 fracções. As doses foram prescritas para 3 a 9 mm de profundidade, dependendo da via aérea a ser tratada. Assim, tentaram personalizar a dose com base no diâmetro médio da via aérea com um seguimento médio de 24,5 meses. Apenas dois pacientes (5%) tiveram recidiva.

Miller et al[20] trataram 88 pacientes, em 1990. A dose administrada foi de 10 Gy a 10 mm de profundidade em 3 fracções. A resposta broncoscópica foi de 80%.

P Hernandez e colaboradores[21] trataram 29 doentes com cancro do pulmão inoperável por braquiterapia HDR. Todos os doentes foram submetidos a radioterapia externa pelo menos um mês antes da braquiterapia brônquica endobrônquica. Foram colocados cerca de 1-3 cateteres para administração de 750-1000cGy de duas em duas semanas em 1-3 sessões. A avaliação prospetiva antes e quatro semanas após a conclusão da braquiterapia HDR incluiu a avaliação do nível de função. Os sintomas, a extensão da atelectasia (radiografia do tórax) e a determinação broncoscópica do grau de obstrução endobrônquica. 25% a 69% dos doentes apresentaram melhoria dos sinais e sintomas relacionados com pneumonite e hemoptise.

Hans Langendijk, Jos de Jong et al[22] efectuaram um estudo aleatório em 95 doentes. Trataram 95 doentes com X RT e EBBT. Observaram que os doentes com um tumor obstrutivo no brônquio principal têm uma taxa mais elevada de reexpansão do pulmão colapsado. A braquiterapia endobrônquica também permite o alívio de outros sintomas respiratórios e a melhoria da qualidade de vida.

Kelly JF, Delclos ME et al[23] avaliaram a toxicidade e a eficácia da braquiterapia endobrônquica HDR com Iridium 192, em 175 pacientes, para paliação de sintomas causados por recidiva ou persistência de tumores endobrônquicos. A sobrevivência mediana de todo o grupo foi de 6 meses a partir da altura da primeira sessão de tratamento com EBBT. Dos 155 pacientes que apresentaram melhoria sintomática, 32% melhoraram muito e 34% melhoraram ligeiramente. A broncoscopia de repetição demonstrou uma taxa de resposta objetiva global de 78%.

M. Taulelle, B. Chauvet, P.Vincent et al[24] efectuaram um estudo em 189 doentes com carcinoma endobrônquico. A maioria dos doentes (69%) tinha recebido tratamento prévio e apresentava obstrução brônquica sintomática devido a doença endobrônquica recorrente ou residual. O tratamento foi efectuado semanalmente em 3 a 4 sessões de 8 a 10 Gy cada, num raio de 10 mm a partir do centro da fonte. O alívio sintomático principal foi obtido para a hemoptise (74%), seguida da dispneia (54%) e da tosse (54%). Foi observada uma resposta endoscópica completa em 54% dos casos. A sobrevivência média foi de 7 meses para todo o grupo. Para os pequenos tumores estritamente endobrônquicos, a taxa de resposta completa foi de 96%, a sobrevivência mediana foi de 17 meses e a sobrevivência aos 30 meses foi de 46%.

Outro estudo efectuado por E. Vttemi, S. Binato et al[25] para avaliar a toxicidade e a eficácia da braquiterapia endobrônquica HDR para paliação dos sintomas causados por tumores endobrônquicos. Uma dose total de 10-30 Gy foi administrada em 2-6 fracções, uma vez por semana. Verificou-se uma resposta tumoral de 80% por broncoscopia e TAC torácica. A sobrevivência média foi de 8 meses.

MÉTODOS E MATERIAIS:

Neste estudo prospetivo, 50 doentes com carcinoma do pulmão, com idades compreendidas entre 37 e 83 anos, apresentados no departamento de Radioterapia, foram avaliados com base nas seguintes características:

1) Evidência broncoscópica de doença endobrônquica,

2) Evidência histológica de malignidade,

3) Doença inoperável,

4) Doença limitada à via aérea central.

O índice de pontuação de Speiser foi utilizado para avaliar o grau de obstrução das vias aéreas. O estado de desempenho foi registado de acordo com a pontuação KP. Os doentes foram incluídos no estudo após todas as investigações de rotina e exames laboratoriais metastáticos, que incluíram hemograma completo, teste da função renal, teste da função hepática, radiografia do tórax, ecografia do abdómen e da pélvis, TAC do tórax, etc.

Tab. 1. Distribuição histopatológica:

Histopathology	*No. of patient*	
Small cell carcinoma	6	**12%**
Non-small cell carcinoma	44	**88%**
Squamous cell carcinoma	26	59%
Adenocarcinoma	18	40.9%

Os doentes foram distribuídos aleatoriamente em dois braços, de acordo com as queixas apresentadas e a avaliação broncoscópica da extensão do crescimento endobrônquico. Os doentes que apresentavam dispneia significativa e que, na broncoscopia, era possível inserir o cateter sem causar hemorragia, foram incluídos no braço A. Os doentes do braço A foram tratados com braquiterapia endobrônquica seguida de radioterapia de feixe externo.

Os doentes com 100% de oclusão do lúmen, em que há maiores probabilidades de hemorragia durante o procedimento, foram incluídos no braço B. Os doentes do braço B receberam radioterapia de feixe externo antes da braquiterapia endobrônquica.

A radioterapia de feixe externo foi efectuada num acelerador linear de 6MV ou Cobalt-60 com campos AP-PA (antero-posterior) dirigidos pelo feixe. Os campos de tratamento foram determinados com a ajuda de uma simulação de raios X convencional. Foi dada uma margem de 2 cm ao volume tumoral bruto (GTV) e aos gânglios linfáticos mediastínicos. A dose para a radioterapia de feixe externo foi de 30 Gy em 10#, uma vez que todos os doentes incluídos neste estudo tinham intenção de tratamento paliativo.

Para a colocação do cateter endobrônquico, os doentes foram pré-medicados profilaticamente com uma injeção de atropina (intramuscular), uma injeção de ranitidina, uma injeção de ondansetron e uma injeção de dexametasona (intravenosa). O cateter de braquiterapia é um tubo de polietileno de 6 Fr de diâmetro e 100 cm de comprimento. A broncoscopia de fibra ótica transnasal foi efectuada sob anestesia local. A localização do tumor, a percentagem de oclusão luminal e o comprimento da obstrução das vias aéreas foram registados para efeitos de prescrição da dose.

O cateter, juntamente com um fio-guia metálico, foi introduzido através do canal de trabalho do broncoscópio. A ponta do cateter foi colocada 2 cm para além da extensão distal da doença, se esta fosse acessível. Nos doentes em que a extremidade distal do crescimento brônquico não pode ser acedida, o comprimento do tumor foi avaliado com a ajuda da tomografia computorizada do tórax. A colocação foi efectuada sob a orientação da fluoroscopia, o que ajudou a confirmar a posição do cateter após a remoção do broncoscópio. A extremidade externa do cateter foi fixada ao nariz do doente com fita adesiva. Em seguida, os pacientes foram transferidos para o simulador. O fio-guia metálico foi removido e um fio-fonte fictício foi inserido no interior do cateter. Foram tiradas radiografias em vista AP e Lateral. O comprimento do tratamento foi decidido na radiografia e o planeamento foi efectuado no sistema de planeamento do tratamento Oncentra- versão 4.3. O tratamento foi efectuado com um dispositivo de pós-carregamento remoto HDR (Elekta microselectron) com uma fonte de Ir^{192} . A dose foi descrita a uma profundidade de 1 cm.

Todos os 48 doentes receberam 2 fracções de braquiterapia de 6,6 ou 7,5 Gy, cada uma com um intervalo de 1 semana. Dois dos 50 doentes receberam uma única fração de 10 Gy, uma vez que estes doentes apresentavam um enorme crescimento endobrônquico com dispneia de grau 3.

Os doentes foram avaliados após 1 mês para avaliação da resposta. Para o efeito, foram utilizadas broncoscopia e radiografias torácicas. Os sintomas foram avaliados utilizando o índice de pontuação de Speiser num intervalo mensal.

Índice de pontuação sintomática de Speiser:

Hemoptise:

1 Nenhum
2 Menos de 2x/semana
3 Menos de uma vez por dia mas mais de 2 vezes por semana
4 Sangue vermelho vivo diário ou coágulos
5 Diminuição de Hb/Htc>10%o maior que $150cm^3$, exigindo hospitalização ou levando a dificuldade respiratória

Dispneia:

1 Nenhum
2 Dispneia em caso de esforço moderado
3 Dispneia com atividade normal, andar em terreno plano
4 Dispneia em repouso
5 Necessita de oxigénio suplementar

Tosse:

1 nenhum
2 Intermitente, sem necessidade de medicação
3 Medicação intermitente, não narcótica
4 Medicação narcótica constante ou necessária
5 Constante, necessitando de medicação narcótica, mas sem alívio

Pneumonia/temperatura elevada:

1 Temperatura normal, sem infiltrações, leucócitos < 10000
2 Temperatura > 38,5 e infiltrado, leucócitos < 10000
3 Temperatura > 38,5 e infiltrado e/ou leucócitos > 10000
4 Consolidação lobar na radiografia
5 Pneumonia ou temperatura elevada que exija hospitalização

RESULTADOS:

A maioria dos pacientes incluídos no estudo era do sexo masculino, sendo que apenas um era do sexo feminino. O tipo histológico predominante foi o carcinoma de células escamosas (52%), seguido do adeno-carcinoma (36%) e do carcinoma de pequenas células (12%). A localização da doença foi a seguinte: brônquio do lobo superior esquerdo (26%), brônquio do lobo inferior esquerdo (22%), brônquio principal esquerdo (5%), brônquio do lobo superior direito (20%), brônquio do lobo inferior direito (12%) e brônquio principal direito (10%). O procedimento e o tratamento foram bem tolerados em quase todos os doentes, exceto a incidência de pneumonite pós-tratamento em 3 doentes e hemoptise fatal em 1 doente. Os resultados adversos podem dever-se ao mau estado geral predisponente devido a doença avançada ou ao procedimento de braquiterapia.

RESPOSTA À DISPNEIA:

A incidência de dispneia antes do tratamento era a indicada na figura 2. Como se pode ver no gráfico, 2 doentes apresentavam dispneia de grau 4 e 12 doentes apresentavam dispneia de grau 3.

A resposta ao tratamento foi notável com um $p < 0,005$. Apenas um doente no braço A apresentava dispneia de grau 2 no seguimento, 9 doentes apresentavam dispneia de grau 1 após 3 a 4 meses de seguimento.

Improvement	No dyspnoea	Gr-1 dyspnoea	Gr-2 dyspnoea
No. of patients	40	9	1
Percentage	80%	18%	2%

Tab. 2 Resposta à dispneia

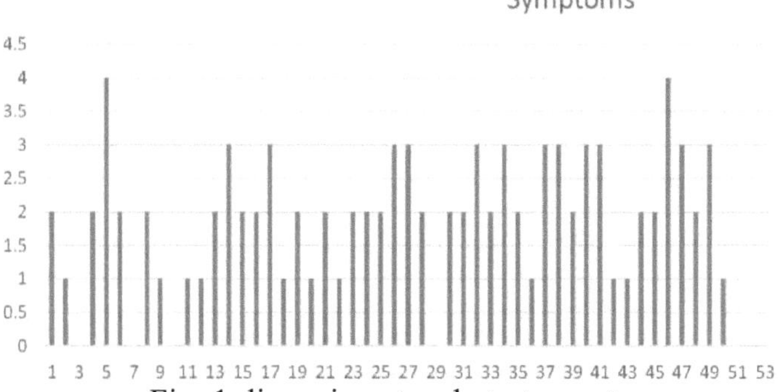

Fig. 1 dispneia antes do tratamento

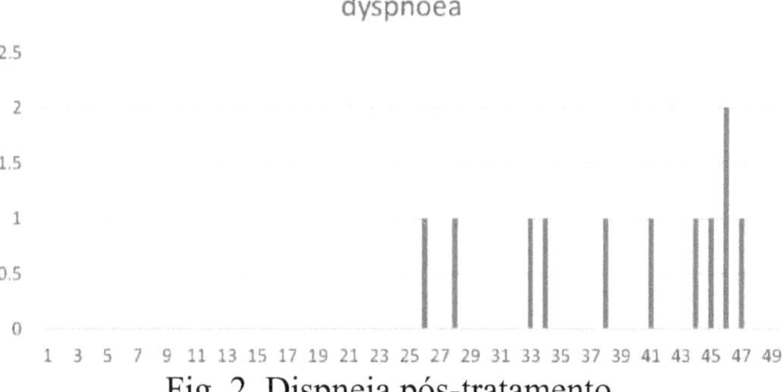

Fig. 2. Dispneia pós-tratamento

RESPOSTA NA HEMOPTISE:

Um total de 14 (28%) doentes apresentou-se com queixas de hemoptise. 98% (p< 0,005) dos doentes responderam completamente ao tratamento. Apenas um doente do braço A não apresentou qualquer resposta. Quase todos os doentes responderam após uma fração de braquiterapia endobrônquica.

RESPOSTA À DOR NO PEITO:

A resposta à dor torácica foi apenas moderada em qualquer um dos braços, o valor de p foi significativo. No total, 22 (36%) doentes apresentaram-se com queixas de dor torácica. Não se observou resposta em 30% destes doentes, que tiveram de continuar a tomar medicamentos narcóticos para controlo da dor.

	Pre-treatment chest pain	Post-treatment chest pain
No. of patients	22	21
Percentage	44%	42%

Tab. 3 Resposta à dor torácica

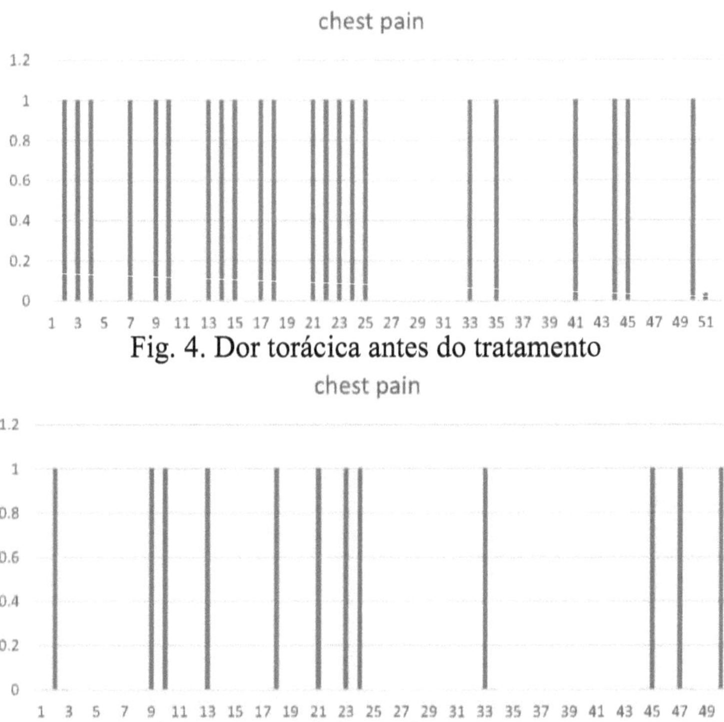

Fig. 4. Dor torácica antes do tratamento

Fig. 5. Dor torácica após o tratamento

RESPOSTA À TOSSE:

A resposta à tosse foi considerável com um valor de p < 0,05. 34 (68%) pacientes de um total de 50 apresentaram queixa de tosse. 15 doentes apresentavam tosse de grau 3 e 11 doentes apresentavam tosse de grau 2. Foi registada uma resposta moderada. De 34 pacientes, 11 (34,4%) pacientes estavam tendo apenas tosse de grau 1, o restante de 23 (67,6%) pacientes tem 100% de alívio.

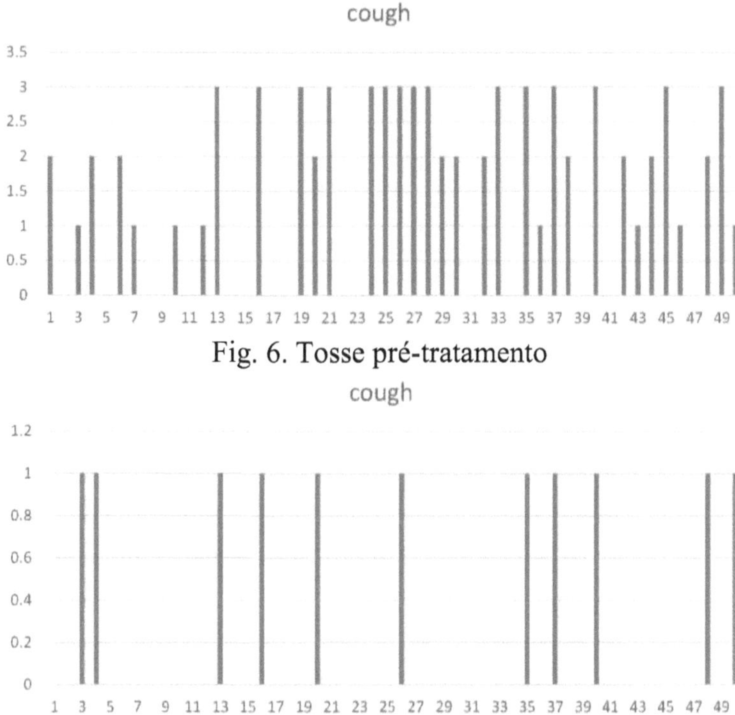

Fig. 6. Tosse pré-tratamento

Fig. 7. Tosse após o tratamento

RESPOSTA À PNEUMONIA/ATELECTASIA:

As radiografias do tórax e a tomografia computorizada do tórax foram utilizadas para avaliar a resposta radiológica, a reexpansão ou a resolução da atelectasia no período de seguimento. 29 dos 50 doentes apresentavam diferentes graus de pneumonia/atelectasia. Foi observada uma resposta de 100% na atelectasia. Os resultados clínicos em termos de normalização das contagens de leucócitos e de diminuição da febre foram observados em todos os doentes.

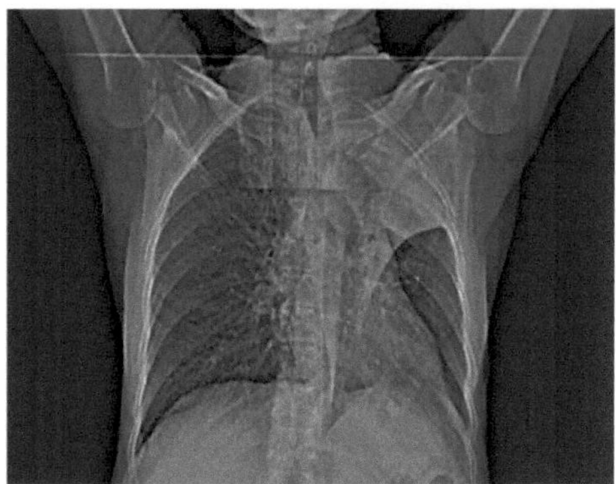

Fig. 8. Consolidação pré-tratamento

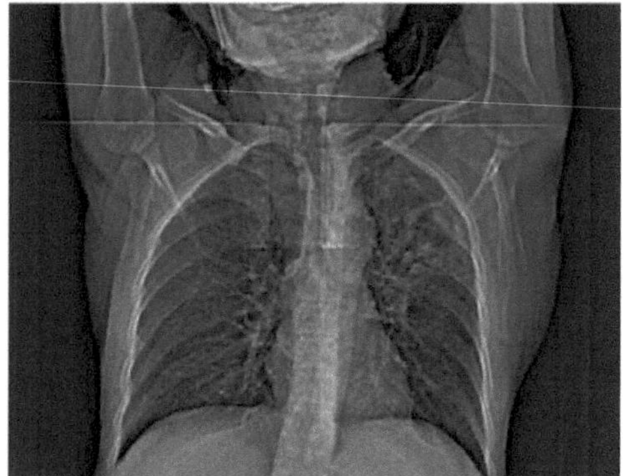

Fig. 9. Resolução pós EBBT-completa

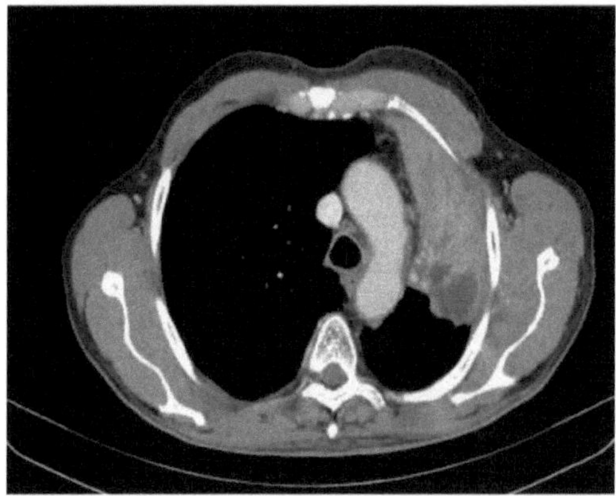

Fig. 10. Consolidação em tomografia computorizada - Pré-tratamento

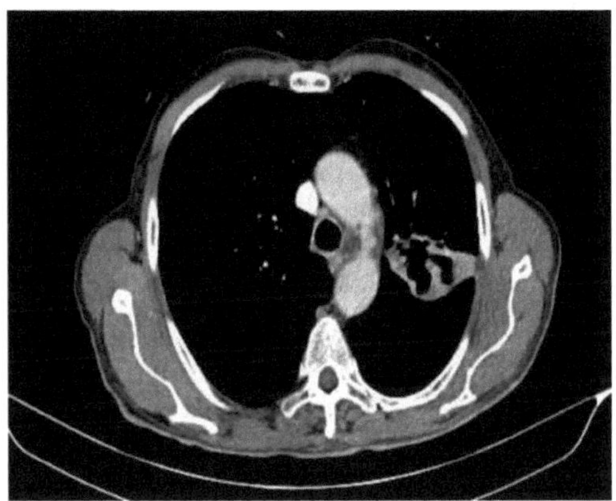

Fig. 11. Resolução da consolidação - Pós-tratamento

RESPOSTA À MUDANÇA DE VOZ:

3 (6%) pacientes, 2 no Braço B e 1 no Braço A, tinham alteração da voz como queixa de apresentação. Obteve-se uma resposta de 100% após o tratamento, com um valor de p significativo.

MELHORIA BRONCOSCÓPICA:

A extensão da oclusão luminal foi registada no momento da apresentação e comparada com a vista broncoscópica durante as duas sessões de colocação do cateter de braquiterapia e no seguimento mensal. 12 (24%) pacientes apresentaram oclusão luminal completa. Observou-se uma abertura do lúmen de 100%-90% na broncoscopia de seguimento. Os doentes com carcinoma de células escamosas e histologia de células pequenas pareceram responder melhor do que os doentes com histologia adenomatosa.

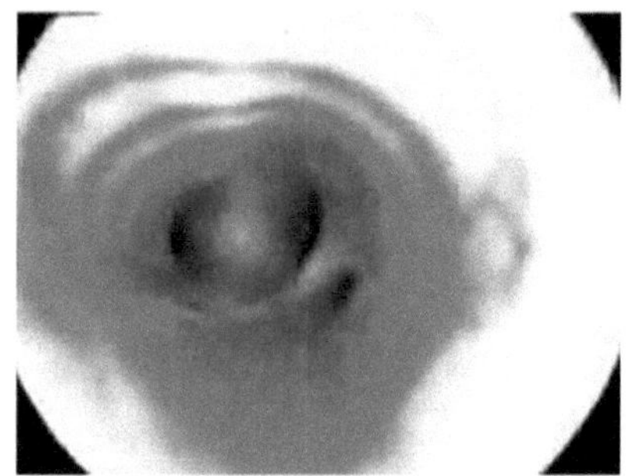

Fig. 12. Brônquio normal

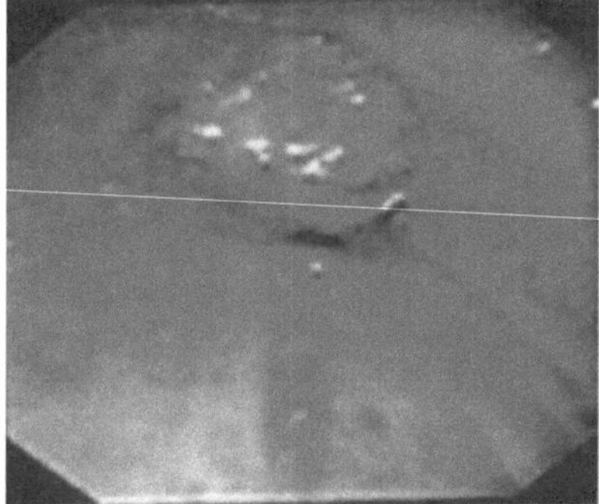

Fig. 13. Crescimento brônquico obstruindo 80% do lúmen

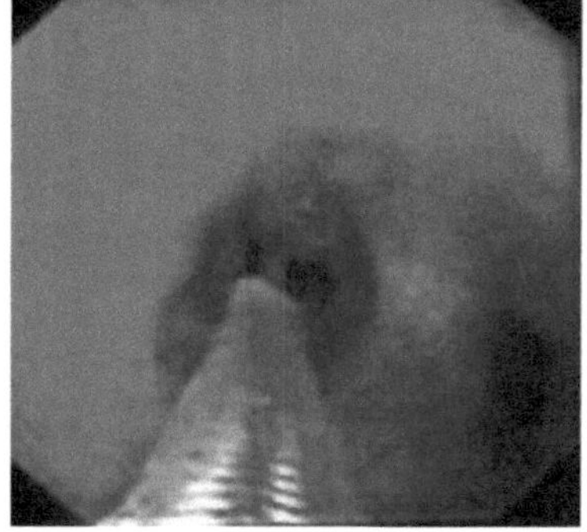

Fig.14. Cateter endobrônquico in situ

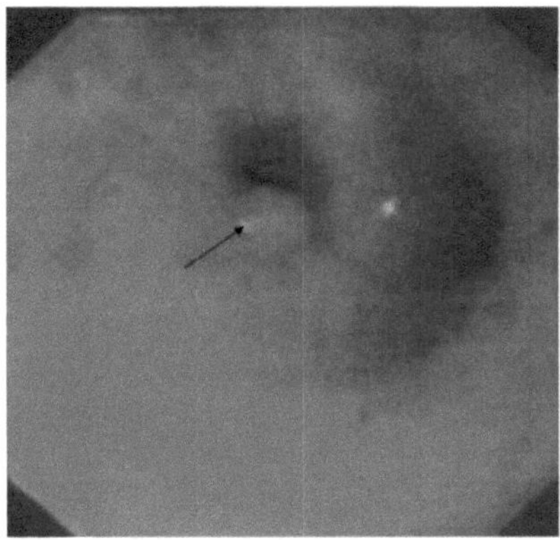

Fig.15. Após 2 fracções de braquiterapia endobrônquica

COMPLICAÇÕES:

Embora o período de tratamento tenha decorrido sem intercorrências na maioria dos doentes, 3 doentes (6%) desenvolveram pneumonite após a primeira ou segunda fração de braquiterapia endobrônquica, necessitando de internamento hospitalar. Todos os 3 pacientes responderam ao tratamento com

tratamento conservador. 1 doente (2%) do braço A sucumbiu a uma hemoptise fatal 24 horas após o procedimento. Este doente tinha um enorme crescimento endobrônquico exofítico. 2 doentes (4%) desenvolveram estenose brônquica durante o período de seguimento, aos 6 meses num doente e aos 5 meses no outro. Ambos os doentes estão a ser tratados de forma conservadora e não apresentam qualquer morbilidade significativa. Um doente faleceu de causa não maligna.

DISCUSSÃO:

Uma obstrução das vias aéreas secundária a uma doença maligna brônquica extensa, primária ou recorrente, é um achado frequente em doentes com carcinoma do pulmão, com efeitos devastadores para muitos deles. Existem várias modalidades de tratamento da obstrução maligna das vias aéreas, como a cirurgia, a terapia laser, a terapia fotodinâmica, a radioterapia de feixe externo, a quimioterapia, a colocação de stent e a braquiterapia endobrônquica .[9]

A radioterapia de feixe externo, apesar de se ter revelado uma terapia eficaz, tem as limitações de expor um maior volume de tecido normal à radiação, ao mesmo tempo que fornece uma dose óptima ao tumor. Além disso, em caso de doença recorrente, esta modalidade deixa de ser preferida nas pessoas tratadas anteriormente devido à maior incidência de efeitos secundários[2,3,6,13] .

A braquiterapia endobrônquica proporciona um alívio rápido e eficaz dos sintomas causados pela obstrução das vias respiratórias[4,5,12] . Uma vez que a dose é administrada muito localmente, a dose não sai do brônquio, ou sai apenas no mínimo. Por conseguinte, também pode ser utilizada em doentes previamente irradiados. Proporciona uma rápida paliação dos sintomas, o que resulta numa melhoria significativa da qualidade de vida desses doentes[2,3,6,13] .

Há falta de uniformidade nos esquemas de fracionamento em todos os estudos[18,19] . Alguns investigadores utilizaram doses de 10Gy numa única fração, enquanto outros utilizaram doses mais pequenas de 5Gy por fração durante 2 a 6 fracções. Embora alguns autores opinem que a redução da dose por fração pode diminuir os efeitos secundários[12] , não existem dados suficientes que sustentem esta afirmação. Além disso, não é claro se é necessária ou não uma alteração da dose consoante o tipo histológico.

No nosso estudo foram utilizados três esquemas de dose: 10Gy numa única fração, 2 fracções de 7,5Gy cada, 2 fracções de 6,5Gy cada.

Foi administrado um tratamento de fração única de 10Gy a dois doentes que apresentavam um mau prognóstico ou dispneia de grau 4. Infelizmente, um destes dois doentes morreu após 5 dias de tratamento. A razão do resultado adverso neste doente não é clara.

Outros doentes responderam bem às doses prescritas. Os doentes com carcinoma escamoso e de pequenas células receberam 6,5Gy por fração durante 2 fracções, e os doentes com adenocarcinoma receberam 2 fracções de 7,5Gy cada.

A resposta à radioterapia endobrônquica isolada parece ser inferior àquela quando utilizada juntamente com a radioterapia com feixe externo[10,11] . Nos nossos doentes, foi utilizada radioterapia de feixe externo de 30Gy em 10 fracções em todos os doentes, quer antes (braço B) quer depois (braço A) da radioterapia endobrônquica. 47% dos doentes tinham recebido quimioterapia anterior com má resposta à mesma. Todos os doentes inscritos estavam em estádio localmente avançado.

A duração da remissão dos sintomas variou muito consoante os sintomas. Enquanto alguns investigadores observaram a melhor melhoria sintomática para a hemoptise[1,13] , no nosso estudo encontrámos o alívio mais sustentado da dispneia. A maioria dos doentes teve um alívio considerável dos sintomas após a primeira fração de braquiterapia e, após 2 fracções, houve alívio da hemoptise, tosse e pneumonia. A redução dos sintomas de oclusão teve um impacto significativo na qualidade de vida dos nossos doentes. Para além disso, melhorou o cumprimento e a adesão à terapêutica adicional. A histologia do carcinoma de células escamosas foi mais comum em comparação com outras histologias, o valor de p foi significativo. As complicações do tratamento incluem hemoptise, bronquite, pneumonite, odinofagia, estenose brônquica, formação de fístula bronco-esofágica ou bronco-pleural[13] . Enquanto a bronquite, a odinofagia e a formação de fístulas são consideradas efeitos secundários agudos, a estenose é uma complicação tardia. Nos nossos doentes, observou-se hemoptise em 2%, enquanto 6% desenvolveram pneumonite. A incidência de estenose brônquica foi de 4%. Nenhum dos doentes desenvolveu fístula. A experiência do broncoscopista é um fator muito importante na redução das principais complicações agudas, ou seja, hemoptise e fístula. A seleção do doente e o momento da administração da fração de braquiterapia endobrônquica também são muito importantes. O tumor brônquico com 100% de oclusão e componente exofítico deve ser tratado com radioterapia externa inicial seguida da fração de braquiterapia para evitar a hemoptise fatal.

ADVERTÊNCIAS DO NOSSO ESTUDO:
1) Pequena dimensão da amostra

2) Foi utilizada radioterapia externa hipofraccionada em todos os doentes. O mau estado de desempenho justificou o prolongamento do período de tratamento. A quimiorradiação concomitante também não pôde ser prescrita pelo mesmo motivo.

CONCLUSÃO:

A braquiterapia HDR é uma excelente modalidade para a paliação dos sintomas resultantes da obstrução maligna das vias aéreas. Pode ser realizada em regime ambulatório com uma seleção adequada dos doentes. Esta modalidade pode ser muito bem utilizada em doentes tratados com intenção curativa. Deve ser utilizada como tratamento de reforço no crescimento brônquico. Com estudos com coortes e desenhos de investigação maiores, as questões actuais sem resposta relativamente a esta modalidade de tratamento poderão ser resolvidas num futuro próximo.

REFERÊNCIAS:

1. Yankauer S. Two cases of lung tumor treated bronchoscopically N Y Med J; 1922;741-742

2. Henschke UK, Hilaris BS, Mahan GD. Pós-carga remota com aplicadores intracavitários. Radiologia 1964; 83:344-345

3. Mendiiondo DA, Dillon M, Beach U. Braquiterapia endobrônquica no tratamento do carcinoma broncogénico recorrente. Int J RadiatOncolBiol Phys 1983; 9:579582

4. Moylan D, Strubler K. et al. Work in progress: trance bronchial brachytherapy of recurrent bronchogenic carcinoma; a new approach usngfiberoptic bronchoscope. Radiologia 1983; 147:253-254

5. Edell ES, Cortese DA. Photodynamic therapy in management of early superficial squamous cell carcinoma as an alternative to surgical resection. Chest 1992; 102(5): 1319-22

6. Baird A: The pathways of lymphatic spread of carcinoma lung. Br J Surg 52: 868-872, 1965

7. Einstein A. Zur quantientheoric der strahlung. Physikalise zeitsch 1917; 18: 121-128

8. Schawtow AL, Townes CH. Masers infravermelhos e ópticos. Physiol Rev 1958; 18:121-128

9. Maimon T1-1. Radiação ótica estimulada no rubi. Natureza 1960;187: 493-494

10. Miller JI Jr, Phillips TW:Neodymium: YAG laser and brachytherapy in the management of inoperable bronchogenic carcinoma. Ann Thorac Surg 50(2):190-196;1990

11. Kohek PH, Pakisch B: Irradiação intraluminal no tratamento da

obstrução maligna das vias respiratórias. Eur J SurgOncol 20(6);674-680, 1994.

12. Edell ES, Cortese DA et al: Ancillary therapies in the management of lung cancer: Photodynamic therapy, laser therapy and Endobronchial prsthesic devices. Mayo Clinic Proc 68;685-690: 1993

13. Homasson JP. Eletrocautério endobrônquico. Semin Respir Crit Care Med 1997; 18:535-543

14. Sutejda G. Baris G et al. A braquiterapia de alta taxa de dose tem um potencial curativo em doentes com cancro do pulmão de células escamosas intraluminal. Respiração 61: 161-168, 1993

15. Breasted JH. The Edwin Smith surgical Papyrus (vol 3). Chicago, IL: University of Chicago Oriental Institutes, 1930;217

16. Edell ES, Cortese DA. Terapia fotodinâmica: A sua utilização no tratamento do carcinoma broncogénico. Clin Chest Med 1995: 16(3);455-63

17. Cortese D, Edell E: Photodynamic therapy for early stage squamous cell carcinoma of the lung. Mayo Clin Proc 72: 595602,1997

18. Seagren SL et al High dose rate intraluminal irradiation in recurrent endobronchial carcinoma. Chest 88: 810-814,1985

19. Saito M et al: Treatment of roentgenographically occult endobronchial carcinoma with external beam radiotherapy and intraluminal low dose rate brachytherapy. Int J Radiat Onco Bio Phys 34: 1029-1035, 1996

20. Miler JI et al: Neodynium:YAG laser and brachytherapy in the

management of inoperable bronchogenic carcinoma. Ann Thoac Surg 50: 190-196,1990

21. P Hernandez et al. High dose rate brachytherapy for the local control of endobronchial carcinoma following external irradiation. Thorax 51;354-358: 1996

22. Hans Langendjik et al. irradiação externa versus irradiação externa mais braquiterapia endobrônquica no cancro do pulmão de células não pequenas inoperável: um estudo prospetivo aleatório. Radioterapia e Oncologia 58: 257-268, 2001

23. Kelly JF et al. High dose rate endobronchial brachytherapy effectively palliates symptoms due to airway tumours: the 10 year M.D. Anderson cancer centre experience. Int J Radi Onc Bio Phy 48(3): 697-702, Oct 2000

24. M Taulelle et al. Braquiterapia endobrônquica de alta taxa de dose: resultados e complicações em 189 pacientes. Eur Respir J 11: 162-168,1998

25. E. Vattemi et al. High dose rate endobronchial brachytherapy in management of primary and recurrent bronchogenic malignancies. Resumo nº 3630, Radiation Biology, Sociedade Americana de Oncologia Clínica, 2003

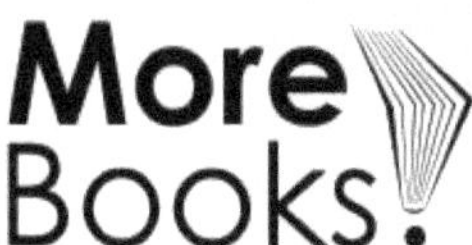

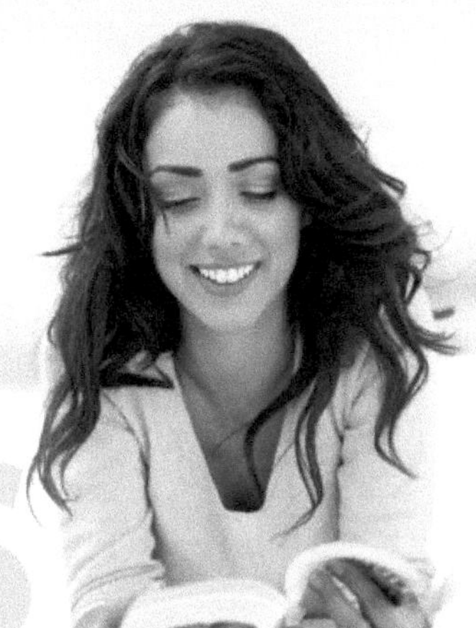

I want morebooks!

Buy your books fast and straightforward online - at one of world's fastest growing online book stores! Environmentally sound due to Print-on-Demand technologies.

Buy your books online at
www.morebooks.shop

Compre os seus livros mais rápido e diretamente na internet, em uma das livrarias on-line com o maior crescimento no mundo! Produção que protege o meio ambiente através das tecnologias de impressão sob demanda.

Compre os seus livros on-line em
www.morebooks.shop

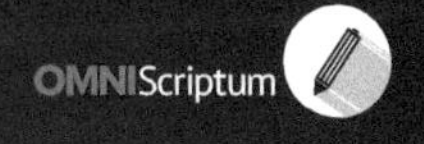

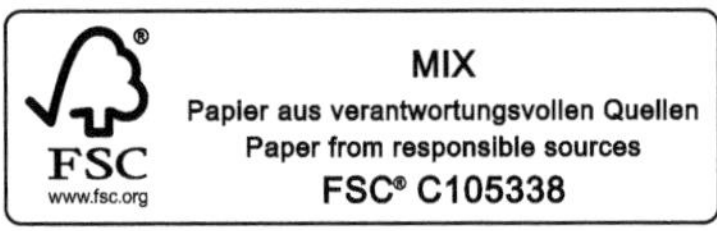
FSC
www.fsc.org
MIX
Papier aus verantwortungsvollen Quellen
Paper from responsible sources
FSC® C105338